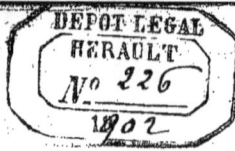

Dʀ Léon GUELPA

DES

# NOUVELLES INTERVENTIONS

## EN CAS D'ABSENCE PLUS OU MOINS COMPLÈTE

## DU RECTUM

### avec anus bien conformé

MONTPELLIER

IMPRIMERIE CENTRALE DU MIDI

(Hamelin Frères)

—

1902

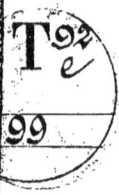

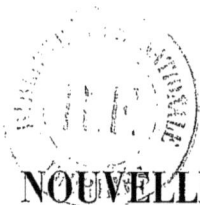

DES

# NOUVELLES INTERVENTIONS

## EN CAS D'ABSENCE PLUS OU MOINS COMPLÈTE

## DU RECTUM

### avec anus bien conformé

Te $\frac{92}{99}$

DES

# NOUVELLES INTERVENTIONS

## EN CAS D'ABSENCE PLUS OU MOINS COMPLÈTE

# DU RECTUM

## avec anus bien conformé

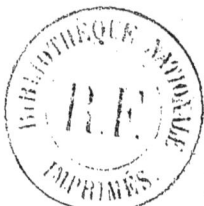

PAR

## Léon GUELPA

DOCTEUR EN MÉDECINE

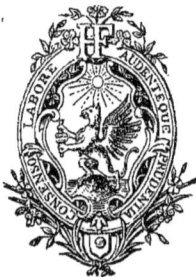

MONTPELLIER

IMPRIMERIE CENTRALE DU MIDI

(HAMELIN FRÈRES)

—

1902

# À MON PÈRE ET A MA MÈRE

L. GUELPA.

# A MA FEMME

# A MON FILS

L. GUELPA.

# A MA SŒUR

# ET A MON BEAU-FRÈRE

L. GUELPA.

# A MES MAITRES DE L'ÉCOLE D'ALGER

A MON PRÉSIDENT DE THÈSE

## MONSIEUR LE DOCTEUR FORGUE

PROFESSEUR DE CLINIQUE CHIRURGICALE

## MEIS ET AMICIS

L. GUELPA.

# INTRODUCTION

Bien que rares, les absences du rectum avec anus bien conformé sont suffisamment nombreuses pour en rendre l'étude intéressante au point de vue des interventions auxquelles elles ont donné lieu.

Il nous a paru intéressant de mettre en lumière les procédés employés jusqu'ici pour la cure de cette infirmité et de voir quelles sont les méthodes de choix.

Dans un premier chapitre nous étudierons les premières opérations faites à ce sujet.

Les nouvelles interventions feront l'objet d'un second chapitre.

Enfin nous concluerons en indiquant nos préférences.

Mais, avant d'aborder notre sujet, nous ne saurions oublier de remercier nos maîtres de l'École d'Alger, de leurs savantes leçons et de leurs bons conseils.

Que MM. les professeurs Bruch, Cochez, Vincent, Goinard, Rey et Hérail reçoivent ici nos remerciements bien sincères.

Que M. le professeur Moreau, ce maître dévoué que l'on ne peut connaître sans aimer, soit assuré de notre vive gratitude pour la bienveillance qu'il nous a toujours témoignée.

M. le professeur Brault a été pour nous un excellent maître

2

dont les conseils éclairés nous ont été d'un grand secours pour la rédaction de notre thèse ; nous le prions de vouloir bien accepter ici nos remerciements les plus sincères avec l'expression de notre gratitude.

En nous faisant l'honneur d'accepter la présidence de cette thèse, M. le professeur Forgue nous donne une nouvelle preuve de sa bienveillance ; qu'il veuille bien accepter avec nos remerciements l'assurance de notre respectueuse reconnaissance.

Enfin nous croirions manquer à la fois au plus doux et au plus sacré des devoirs si nous ne venions remercier nos parents de tous les sacrifices qu'ils se sont imposés pour nous permettre de mener à bien nos études médicales. Les mots nous manquent pour exprimer tout ce que nous ressentons pour eux ; nous ne pouvons que les assurer de notre immense affection et de notre éternelle reconnaissance.

# NOUVELLES INTERVENTIONS

## EN CAS D'ABSENCE PLUS OU MOINS COMPLÈTE

## DU RECTUM

### avec anus bien conformé

---

### DE L'ABSENCE DE RECTUM

Les vices de conformation de l'anus et du rectum sont des malformations essentiellement liées à un développement irrégulier de l'intestin postérieur et du cloaque.

Par rectum nous voulons surtout désigner cette partie de l'intestin comprenant comme limite inférieure la ligne circulaire qui passe par le bord supérieur des valvules semilunaires et qui, à ce niveau, sépare le revêtement muqueux du rectum du revêtement cutané de l'anus.

La limite supérieure se trouve à l'endroit où le mésentère s'arrête, c'est-à-dire à la hauteur de la troisième vertèbre sacrée, au niveau de la partie médiane de cette vertèbre.

On sait que les anciens anatomistes, eux, admettaient une délimitation moins nette de cette dernière portion de l'intestin.

# PATHOGÉNIE

Sans nous arrêter trop longtemps sur la pathogénie de cette affection, qu'il nous suffise de savoir que l'intestin postérieur se termine en cul-de-sac.

Il se forme sur l'ectoderme une dépression qui marche à la rencontre de ce cul-de-sac et qui bientôt communique avec lui par la disparition de la cloison qui les sépare.

Le cloaque est divisé en deux parties par deux replis latéraux. Ces deux parties sont l'une antérieure, l'autre postérieure. Elles prennent le nom, la première de partie uro-génitale, dans laquelle s'ouvre l'ouraque ou vessie future, l'autre de partie rectale.

Sur l'extrémité antérieure du sinus uro-génital, on voit apparaître le tubercule génital, vestige du clitoris chez la femme, du pénis et de l'urèthre antérieur chez l'homme. De chaque côté de ce tubercule, se développent deux replis génitaux qui forment plus tard le scrotum ou les grandes lèvres, tandis que les plis latéraux qui forment la cloison transversale du cloaque constituent le périnée et que la persistance du sinus uro-génital chez la femme forme le vagin.

Dès lors, il est compréhensible que des malformations peuvent se produire lorsqu'il y a arrêt de développement de l'intestin postérieur, de la dépression ectodermique et de la cloison de séparation.

Ainsi s'expliquent les rétrécissements, les imperforations, les abouchements anormaux et l'absence de l'anus et du rectum.

## ANATOMIE PATHOLOGIQUE

Quand le rectum est absent, l'intestin se termine par un cul-de-sac distendu par le méconium, au niveau de la vessie, de l'utérus, du vagin ; il s'arrête quelquefois à la hauteur de la symphyse sacro-iliaque gauche, ou bien une grande partie de l'intestin est absente.

Le seul rapport constant, c'est celui que l'ampoule rectale affecte avec la colonne vertébrale, avec le sacrum.

Sur six autopsies, Delagénière a trouvé six fois l'ampoule rectale près de l'articulation sacro-iliaque gauche.

Dans les cas favorables, le rectum se trouve à quelques millimètres de la périphérie. Assez fréquemment, le rectum absent est remplacé par un cordon fibro-musculaire relié à la peau ou implanté sur les organes voisins et qui peut servir de guide dans les recherches opératoires.

L'absence de rectum peut être accompagnée de l'absence de l'anus. La région anale peut avoir complètement perdu l'aspect normal ; il n'y a plus de dépression correspondant à l'orifice anal : la peau passe directement de l'une à l'autre région fessière ; quelquefois même le raphé périnéal se continue sous la forme d'une saillie antéro-postérieure qui remplace l'anus absent.

Quelquefois l'anus n'existe qu'à l'état d'ébauche, on voit une légère dépression avec quelques plis radiés. Quand l'anus est bien conformé, il apparaît avec ses caractères normaux et, dans ce cas, le toucher rectal seul permet de s'assurer de l'imperforation ano-rectale.

## SYMPTOMES

Quelques heures après sa naissance, un enfant, qui a paru bien conformé au médecin ou à la sage-femme, devient agité ; il refuse le sein, a des nausées, du hoquet, des vomissements qui, d'abord alimentaires, deviennent fécaloïdes.

Le ventre est ballonné et les anses intestinales distendues se dessinent en relief. Le pouls est petit, irrégulier, les urines sont rares et quelquefois très foncées. La face du petit malade est pâle, amaigrie, grippée, sa peau est froide et ridée.

En un mot, l'enfant présente tous les symptômes de l'occlusion intestinale.

On s'aperçoit alors qu'il n'a pas rendu de méconium, on pense à de la constipation et l'entourage administre à l'enfant tous les remèdes usités en pareil cas. Ce n'est que devant l'échec de tous ces moyens, suppositoires, lavements, que la famille songe à faire examiner l'enfant de plus près. On s'aperçoit alors par le toucher rectal de la véritable cause de la rétention du méconium.

# CHAPITRE I

## LES ANCIENNES MÉTHODES

### MÉTHODE DE LA PONCTION AVEC LE BISTOURI

Un grand nombre de procédés ont été employés pour le traitement de l'absence du rectum avec anus bien conformé. Le procédé employé d'abord fut celui de la ponction au bistouri ou avec le trocart.

En présence d'un anus normal, le chirurgien a essayé d'utiliser cette voie pour rechercher l'intestin. Il s'est servi pour cela de la ponction.

Nous ne parlerons de cette méthode que pour mémoire, les dangers qu'elle fait courir au petit malade étant bien grands et sa valeur curative à peu près nulle.

Elle doit être rejetée pour plusieurs raisons.

Bien souvent elle amène avec elle l'infection, de plus l'ouverture faite au bistouri s'oblitère facilement, enfin une ponction aveugle dans une région dangereuse comme celle-là peut léser les organes voisins ; on peut aussi transfixer le péritoine en même temps que le rectum et ouvrir ce dernier dans la séreuse.

Clarke, voulant ponctionner l'ampoule rectale, la traversa sans s'en douter et alla dans le péritoine.

## Observation I

(LÉOTAUD, *Bulletin de la Société anatomique, 1839*)

Anus normal. — Absence de rectum. — Incision. — Mort

B..., du sexe féminin, née le 10 mars, a été apportée le 12 à l'hospice des Enfants trouvés.

L'enfant paraissait née avant terme. Elle rendait par la bouche des matières vert-brunâtres épaisses, semblables à du méconium.

L'anus était bien conformé et présentait ses rapports ordinaires, un stylet ne pouvait pénétrer qu'à trois lignes et s'arrêtait dans un cul-de-sac au fond duquel on ne sentait aucune tumeur saillante. On ne pouvait savoir les rapports que le rectum affectait à l'intérieur.

Dans cette incertitude, on fit une incision assez profonde dans la direction présumée de l'intestin. Le sang qui en sortit sans mélange de matière intestinales indiqua l'insuccès de l'opération.

L'enfant fut placée dans un bain : une heure après, une hémorragie par l'anus et le vagin fit soupçonner une communication artificielle entre ces deux conduits. L'écoulement de sang fut arrêté par une injection astringente : dès lors, l'enfant, abandonnée à son sort, mourut le lendemain à quatre heures du soir après avoir vécu quatre jours.

AUTOPSIE. — Vingt-quatre heures après la mort.

La bouche et le nez laissent écouler du méconium. Un peu de sérosité dans l'abdomen ; quelques fausses membranes très lâches retiennent les circonvolutions. Le rectum se termine en cul-de-sac et forme une ampoule arrondie au niveau de l'angle sacro-vertébral.

L'anus bien conformé ne s'étend qu'à trois lignes ; on y découvrait une incision, faite pendant la vie, qui traversait les deux parois vaginales, ce qui explique l'hémorragie observée pendant la vie.

## Observation II

(Gosselin, *Gazette des hôpitaux*, 1850)

Absence du rectum. — Anus normal. — Ponction de l'intestin grêle. — Mort

L'enfant était né depuis au moins vingt-quatre heures. Anus normal, l'enfant n'avait pas rendu de méconium. Le chirurgien disséqua lentement le périnée dans la direction du prolongement du rectum. Ne trouvant pas l'ampoule que forme d'ordinaire cet intestin dilaté par le méconium, il plongea par la plaie un trocart à deux ou trois centimètres de profondeur. Il s'écoula un peu de méconium et l'on crut que l'instrument était arrivé dans le rectum.

L'enfant mourut. Le rectum qui, à deux centimètres de la peau, se continuait en haut par un cordon filiforme, ne contenait dans sa partie supérieure ainsi que le côlon tout entier qu'une matière muqueuse épaisse, le méconium se trouvait au-dessus de la valvule iléo-cœcale.

## Observation III.

(Forget, *Union médicale*, 1850)

Anus normal. — Absence du rectum. — Ponction. — Mort

L'anus est en apparence normal par la peau soulevée de bas en haut et formant une petite cavité conoïde d'un centimètre de profondeur. En écartant les fesses, on pouvait effacer les plis qui bordaient cette cavité pseudo-anale et on voyait son fond s'abaisser et se tendre transversalement. Dans la pensée que le rectum pouvait être voisin des téguments, M. Forget fit une ponction exploratrice avec un trocart petit calibre, le résultat en fut négatif. Il incisa alors la peau et disséqua dans la direction suivie par le trocart. Ne trouvant rien qui ressemblât à l'intestin, il prit le parti de plonger plus avant un bistouri droit à lame étroite, le tranchant tourné vers l'une des tubérosités ischiatiques.

3

Cette opération n'eut aucun succès.

Jugeant, par la profondeur à laquelle la lame avait pénétré, qu'il y aurait plus que de la témérité à persister dans cette même voie, M. Forget proposa d'établir un anus contre nature ; les parents s'y refusèrent et l'enfant fut envoyé en nourrice où il succomba au bout de huit jours, après avoir présenté les signes d'une vive inflammation.

L'autopsie montra l'extrémité du côlon se terminant à la hauteur de l'angle sacro-vertébral par un cul-de-sac distendu par des gaz et par du méconium épaissi.

A partir de ce point, l'intestin est continué jusqu'à la fausse cavité anale par un cordon fibreux aplati. Ce cordon, à son origine, se confond sans ligne de démarcation apparente avec les plans fibreux et musculaires du côlon, dont il semble être le prolongement.

Entre lui et la matrice, le péritoine forme un cul-de-sac, et un peu plus bas ce ruban fibreux adhère intimement à la paroi du vagin, en bas, il s'épanouit dans le plan musculeux du périnée et par un faisceau distinct il adhère au coccyx. La dissection des parties molles intra-pelviennes fit voir que le bistouri plongé dans leur épaisseur avait labouré ce plan fibreux et qu'il s'était heureusement arrêté un peu au-dessus du cul-de-sac péritonéal.

M. Forget insiste sur ce fait qu'au niveau de la cavité anale il existait des contractions musculaires et un mouvement d'abaissement et de tension quoique l'intestin ne fût pas voisin.

M. Forget conclut en disant : « De pareils faits rendront le chirurgien plus circonspect et lui apprendront à ne chercher le rectum qu'au moyen d'une dissection conduite avec prudence et maintenue dans une limite telle, que, si elle est inefficace, du moins elle ne compromet pas tout à la fois l'art et l'opérateur. »

### MÉTHODE D'AMUSSAT

#### Recherche du rectum par le périnée

Amussat, en 1835, a employé un procédé qui a gardé son nom. Ce procédé consiste à inciser le périnée postérieur de l'orifice anal au coccyx, pour aller ensuite à la recherche de l'ampoule rectale.

Une fois trouvée, on fixe cette ampoule au niveau de l'orifice anal après l'avoir ouverte.

Comme on le voit, cette méthode, bien supérieure à la ponction, permet d'aller méthodiquement à la rencontre du cul-de-sac.

On doit placer l'enfant dans la position de la taille.

L'opération se fait en trois temps : incision de la peau, du tissu cellulaire, recherche de l'ampoule rectale, sa suture au périnée et son ouverture.

*Premier temps.* — Incision de la peau, du tissu cellulaire. La meilleure ligne d'incision est antéro-postérieure, elle s'étend depuis le coccyx jusqu'à l'orifice anal dont elle intéresse la partie postérieure, elle devra toujours être faite sur la ligne médiane (ce qui permettra d'éviter les vaisseaux) ; cette ouverture donne, en général, un jour suffisant, ses bords seront écartés par les soins d'un aide.

Les débridements transversaux seraient inutiles. Il est facile de s'en assurer sur un petit cadavre (Durand, Lyon).

Dans certains cas, le doigt introduit dans la plaie créée a la sensation d'une rénitence particulière, indice de la proximité de l'intestin. Les cris de l'enfant, les efforts rendent plus nets ces signes précieux.

Souvent, au contraire, l'examen le plus minutieux ne révèle rien. Il faut alors aller à la recherche de l'intestin avec la plus grande prudence.

*Deuxième temps.* — Les fosses ischio-rectales ouvertes et largement béantes au regard, il faut rejeter tout en arrière, contre le sacrum, se tenir constamment dans sa concavité, évitant avec le plus grand soin de s'égarer vers le milieu de l'excavation. On doit savoir que le conduit utéro-vaginal chez la petite fille, la vessie chez le petit garçon, ont la plus grande tendance à se porter en arrière, à tomber pour ainsi dire sur les vertèbres sacrées. Un écart du bistouri pourrait avoir des conséquences fâcheuses.

Lorsqu'on aura écarté les faisceaux du releveur et déchiré son aponévrose avec une sonde cannelée, on avancera doucement, dans l'excavation, palpant continuellement du bout du doigt, écartant les tissus avec un instrument mousse sans employer le bistouri.

Après une recherche plus ou moins longue et laborieuse, menée avec d'autant plus de circonspection qu'on s'est enfoncé plus avant, on verra apparaître le cul-de-sac rectal distendu par le méconium; on n'oubliera pas que les cris de l'enfant influent sur la saillie de l'organe.

Lorsque, après une recherche minutieuse, on ne trouve pas l'intestin, il ne faut pas abandonner la partie et établir un anus iliaque. Il faut, dit Frœlich (de Nancy), après avoir introduit dans la vessie ou le vagin, chez la petite fille, une sonde pour s'en servir comme point de repère, continuer ce travail de mine, peu agréable, sans doute, chez les chirurgiens qui ont horreur des manipulations souterraines, perforer le péritoine, s'il est rencontré avant l'intestin, et aller à travers la perforation à la recherche de l'extrémité inférieure de l'intestin. Cette opération porte le nom, dans la chirurgie allemande, d'opération de Stromeyer, du nom de son inventeur, qui ne l'exécuta d'ailleurs jamais.

*Troisième temps.* — L'intestin libéré, il faut l'attirer et le fixer au périnée, au niveau de l'orifice anal.

Les sutures seront faites avec le plus grand soin, de façon à bien accoler la face externe de l'intestin aux parois cruentées.

Les sutures seront assez rapprochées pour s'opposer à l'Infiltration des matières entre le rectum et le sphincter anal. Bien entendu, les points seront interstitiels, ne pénétrant jamais la muqueuse rectale et n'intéresseront jamais les fibres du sphincter ; les anses de fils passeront en dehors des fibres circulaires du sphincter. On donnera alors issue aux matières.

Ainsi présentée, l'opération d'Amussat est telle qu'on la pratique aujourd'hui pour la recherche de l'extrémité inférieure de l'intestin par le périnée.

Autrefois elle ne convenait qu'aux cas où le cul-de-sac n'était pas très éloigné des téguments. Lorsque l'incision atteignait une profondeur de 15 à 20 millimètres, la recherche devenait difficile, le champ opératoire se rétrécissait de plus en plus. Aussi les chirurgiens se décidaient-ils, lorsqu'ils ne trouvaient rien au fond de leur incision de 2 centimètres, à recourir à l'anus artificiel de Littre ou de Callisen.

C'est ce que fit Amussat en 1835.

Verneuil, en 1852, eut l'idée d'agrandir le champ opératoire par la résection du coccyx. La résection du coccyx, en effet, élargit le champ opératoire et permet de remonter plus haut à la recherche de l'intestin.

Guyon, Trélat soutinrent la méthode de Verneuil qui fut d'abord combattue. D'autres chirurgiens allèrent beaucoup plus loin et réséquèrent une partie du sacrum.

Polaillon alla jusqu'à 6 centimètres sans léser le péritoine.

Si les anciens chirurgiens se résignaient si facilement à pratiquer l'anus de Littre ou de Callisen, c'était la grande crainte qu'on avait de toucher au péritoine.

Aujourd'hui, grâce à l'antisepsie, cette crainte est minime ; si le chirurgien opère avec toutes les précautions antiseptiques, les risques diminuent beaucoup. Aussi Fochier conseilla-t-il, en 1894, d'inciser carrément le péritoine lorsqu'il se présentait avant l'ampoule intestinale.

## Observation IV

( AMUSSAT, *Bulletin général de thérapeutique*, 1861 )

Anus normal. — Absence de rectum. — Recherches par la voie périnéale.
Anus lombaire gauche. — Guérison.

Le 20 mai 1852, le docteur Vigny me fit appeler pour voir un enfant du sexe masculin, né le 18, qui n'avait pas rendu de méconium et chez lequel on avait constaté une oblitération du rectum à deux centimètres au-dessus de l'anus, bien conformé du reste. Avec le petit doigt je cherchais à sentir le cul-de-sac terminal de l'intestin, il me fut impossible de trouver la moindre trace de fluctuation. Comme cet enfant était très fort, je remis au lendemain l'opération.

Le 21. — Le doigt ne sentait pas davantage l'ampoule rectale. Des accidents graves commençaient à se manifester.

Quoiqu'il n'y eût pas de certitude de rencontrer l'intestin dans le bassin, je pensai néanmoins qu'il fallait commencer par chercher à établir le cours des matières intestinales par l'anus.

L'enfant étant placé sur une table, les jambes relevées, je commençai par inciser l'anus en arrière, puis je divisai dans ce point tous les tissus pour mettre à découvert la cloison obturatrice. Je la saisis avec un ténaculum et je l'incisai en arrière assez largement pour me permettre d'introduire très facilement mon petit doigt et à chercher le cul-de-sac distendu par le méconium. N'ayant rien trouvé, je continuai l'incision des tissus en arrière et en haut, et je remontai ainsi dans le bassin dans l'espérance de trouver l'intestin. J'arrivai à pénétrer dans le bassin, de toute la longueur de mon petit doigt sans rencontrer le cul-de-sac intestinal, sans percevoir aucune espèce de fluctuation, ce qui fut aussi constaté par MM. Vigny, Levaillant et mon fils.

Après réflexion, je me décidai à pratiquer un anus lombaire.

Quelques heures après, l'enfant put prendre le sein.

Le 23. — De nouvelles tentatives furent faites par l'anus normal,

dans le but de s'assurer si on ne sentirait pas le cul-de-sac intestinal, ce fut toujours en vain.

Le 27. — Une consultation eut lieu avec MM. Cloquet, Velpeau et
Jobert pour discuter la question du rétablissement du passage de
matières fécales par l'anus normal, après une exploration longue et
minutieuse et une discussion approfondie sur les chances favorables
et défavorables, il fut décidé que, pour le moment, il fallait surseoir à
toute opération nouvelle.

Dans le courant d'août, il se forme des bourrelets muqueux autour
de l'anus artificiel, ils commençaient à gêner le passage des matières,
nous les cautérisâmes avec le nitrate d'argent solide, avec le caus-
tique Fihlos.

Le 1er décembre 1852, l'enfant allait très bien. Le bouchon que
l'on plaçait dans l'anus artificiel était plus gros que le doigt indicateur.

Au mois de juin 1859, le docteur Alphonse Amussat a eu l'occasion
de revoir le jeune opéré, cet enfant se portait bien. Les fonctions se
faisaient très régulièrement par l'anus artificiel lombaire que la mère
tenait ouvert, en y plaçant à demeure une bougie de cire, du diamè-
tre d'une pièce d'un franc, maintenue par une ceinture élastique.

## Observation V

(Verneuil, *Bulletin de la Société de chirurgie*, 1873)

Absence partielle du rectum. — Anus bien conformé. — Opération d'Amussat
et résection du coccyx. — Guérison.

En 1864, je fus appelé par M. le Dr Campardon père, pour opérer
un enfant du sexe masculin, né depuis deux jours et atteint d'imperforation du rectum.

L'anus bien conformé se terminait en cœcum à une profondeur de
18 milimètres environ. Le fond du cul-de-sac n'était ni fluctuant ni
distendu, même pendant les cris.

Je commençai à tendre en arrière l'infundibulum anal pour en
examiner le fond avec attention. Je n'y découvris aucune trace d'ouverture. Je prolongeai donc l'incision médiane en haut et en arrière

jusqu'à la pointe du coccyx. Je pénétrai à petits coups, creusant un sillon, jusqu'à une profondeur de 15 milimètres sans rien trouver.

Enfin, en explorant l'extrémité de la plaie, je crus sentir, au devant de la pointe du coccyx et plus haut que cette pointe, une saillie résistante. Je poursuivis la dissection dans ce point et je finis par apercevoir une saillie brunâtre et arrondie. Les cris de l'enfant la faisaient quelque peu bomber, mais non descendre, il me parut évident qu'il manquait 15 millimètres du rectum et qu'il me serait difficile d'attirer en bas la terminaison de l'intestin. La pointe du coccyx recouvrait cette terminaison. La résection était tout indiquée. Je la fis dans l'étendue de 6 millimètres ; presque aussitôt la tumeur brune fut exposée à la vue, je l'incisai à son extrémité libre. La plaie et le lit d'opération furent inondés de méconium qui me cacha le champ opératoire. J'abstergeai les matières, mais à peine me mettais-je en devoir d'écarter les lèvres de l'incision que l'enfant criait de nouveau et expulsait de nouveau un flot de méconium. Cela se renouvela plusieurs fois et retarda beaucoup la fin de l'opération. Enfin le débordement cessa, mais l'intestin n'étant plus distendu était remonté et je ne pouvais plus distinguer ni saisir par conséquent les lèvres de l'incision intestinale. J'étais fort embarassé pour porter l'œil et les instruments plus haut, je n'hésitai pas à retrancher encore 5 milli-mètres du coccyx. Après quoi je promenai sur la plaie un jet d'eau froide et j'aperçus enfin l'ouverture intestinale. Je la saisis avec précaution et l'abaissai de mon mieux, mais seulement de quelques millimètres. Il aurait fallu, pour obtenir une migration plus étendue, ou faire une dissection dangereuse ou exercer des tractions qui auraient pu déchirer la paroi intestinale, du res te fort mince.

Je me contentai donc, après avoir passé deux fils dans chaque lèvre, de traverser ensuite la peau de dedans en dehors et de serrer ainsi les quatre sutures. Il en résulta que l'embouchure rectale dirigée obliquement en arrière ne se confondait pas avec l'anus situé plus bas et plus en avant, et que les deux orifices étaient en quelque sorte super-posés et séparés par un repli falciforme, dont le bord libre regardait en arrière. Néanmoins, c'était la chose importante, la suture était ainsi disposée que toute infiltration du méconium dans le tissu cellu-laire pelvien était empêchée.

Les suites furent très simples et la guérison de la plaie était com-plète au bout de trois semaines. Il y eut même, en dépit de l'intro-duction réitérée du doigt, formation d'un rétrécissement valvulaire à la rencontre de l'infundibulum anal et du bout incisé de l'intestin. C'est pourquoi, deux mois après l'opération, je crus nécessaire de faire sur ce rétrécissement deux débridements perpendiculaires à la valvule, et la divisant dans l'étendue de quatre à cinq millimètres. La dilatation digitale fut reprise trois fois par jour avec persévérance, de façon que les dimensions de l'orifice finirent par rester invariables, qu'au bout de quelques mois la rétraction inodulaire n'était plus à craindre, qu'il n'y avait ni rétention, ni incontinence des matières. J'ai revu cet enfant plusieurs fois, il est robuste et bien portant et ne conserve pas la moindre trace matérielle ni fonctionnelle de son vice de conformation. L'anus lui-même a repris sa forme et sa situation à peu près normales. Il est constitué, en effet, dans la majeure partie de sa circonférence, par l'anus primitif qui, nous le savons, était bien conformé ; en arrière seulement il est formé par une cicatrice très limitée, répondant à l'incision ano-coccygienne. La perte de substance du coccyx ne saurait être reconnue.

## Observation VI

Atrésie de l'anus. — Absence de rectum. — Opération d'après la méthode Stromeyer, par le docteur Leisrinck (Atresia ani, Fehlen des Rectums, Operation nach der Methode von Stromeyer, *in* D. Zeitschr. f. Chir., 1872, t. I p. 595).

Je suis invité par un collègue, le 23 octobre 1872, à voir avec lui un enfant de trois jours, et à l'opérer d'une atrésie de l'anus.

Je trouve l'enfant dans un triste état, légèrement ictérique, les traits tirés, exprimant la plus grande angoisse et faisant de temps en temps, mais avec peu de force, des efforts de vomissements, qui ramènent une matière jaunâtre. Le pauvre enfant n'a rien pris depuis sa naissance, ou plutôt a immédiatement rendu tout ce qu'il a pris. Le ventre est ballonné, dur, les membres fortement rétractés contre le tronc. On trouve à la place de l'anus une légère dépression, recouverte par de la peau de transition et pourvue d'un sphincter.

Le doit explorateur introduit au fond de cette dépression, qui avait environ un demi-centimètre de profondeur, arrive sur un obstacle ferme. Même à la suite de la tentative de dilatation exécutée avec un crochet, on ne peut trouver aucune ouverture dans la membrane

4

obturante. L'intestin ne devait pas se trouver à proximité de la membrane, ce que prouvait l'examen de l'enfant au moment où il criait très fort.

Après évacuation de la vessie, je fis une incision qui partait de la partie la plus postérieure de la membrane, qui intéressait presque toute la périphérie, et au travers de laquelle je pus introduire le petit doigt. J'avais à peine pénétré à une petite distance, que je tombai sur un nouvel obstacle. Je le sectionnai également et je pus le dépasser avec une pince à griffes et par pression douce avec le doigt. Je ne trouvai pas de traces du rectum.

En avant je sentis la vessie, en arrière le sacrum, le rectum manquait complètement. Je décidai de suivre l'avis de Stromeyer et d'ouvrir le péritoine en bas. Lorsque le petit doigt eut pénétré de toute sa longueur dans la plaie, c'est-à-dire d'environ 7 centimètres et demi, je sentis l'intestin, mais comme à travers un voile mince. Je me trouvais alors tout à fait derrière lui. A la suite d'un mouvement énergique de l'ongle, l'obstacle céda tout d'un coup, et l'intestin se trouva directement en contact avec mon doigt. J'eus beaucoup de peine à abaisser l'intestin que je venais de découvrir, parce qu'il n'y avait que peu de place, à côté de mon doigt, pour un instrument. Je parvins enfin à saisir l'intestin avec des pinces à coulisse et à l'abaisser. Quelques sutures le fixèrent dans l'anus et un coup de ciseaux l'ouvrit. Il en sortit immédiatement du méconium.

L'hémorragie durant toute l'opération avait été modérée. L'enfant, qui avait crié au début de l'opération, était à la fin très tranquille.

L'opération avait été faite à une heure de l'après-midi, à six heures du soir l'enfant était très tranquille et avait gardé quelques cuillerées de lait, et, point important, n'avait plus rendu. Sur le linge qui l'enveloppait, il y avait du méconium. L'expression du visage de l'enfant est apparemment celle du contentement ; l'expression de sévérité et de vieillesse avait disparu. Le soir du deuxième jour, son état n'est pas aussi bon, le ventre est très ballonné, dur. Grande agitation, sensibilité exquise de l'abdomen au toucher, vomissements violents. On prescrit des cataplasmes chauds sur le ventre. Le lendemain matin, l'enfant avait bonne apparence, et, sur le linge, on trouve une grande quantité de méconium. Le ventre est bien. L'enfant prend avec plaisir et profit le sein de la nourrice.

Le soir, expulsion d'une grande quantité de méconium et de fèces. Etat général excellent.

A partir de ce moment, l'enfant continue à être gai, garde très longtemps le sein qu'on lui offre, tête beaucoup et a des selles correspondant à ces prises de lait. Aujourd'hui, quatorze jours après l'opération, il a l'aspect d'un enfant de son âge, les selles sont abondantes et normales.

C'est, à ma connaissance, le premier cas dans lequel on a suivi le conseil donné par Stromeyer dans le volume II de son manuel, c'est-à-dire d'ouvrir, dans les cas d'atrésie, la cavité péritonéale par le périnée afin de rechercher l'intestin.

(Traduit par M. Cottard.)

## Observation VII

(Jondeau, *Revue des maladies de l'enfance*, 1891)

Anus normal. — Absence du rectum. — Incision périnéale. — Fixation d'une anse intestinale. — Mort.

Le nommé X..., garçon de cinq jours, ne présente aucune malformation apparente. A sa naissance, il était gros et fort. Le père et la mère sont robustes et bien constitués.

Cet enfant n'ayant eu aucune selle depuis sa naissance, ses parents lui donnèrent, à différentes reprises, des sirops purgatifs, mais sans résultat. Ils eurent alors recours à de petits suppositoires de savon et crurent chaque fois qu'ils les introduisaient dans l'anus qui leur paraissait normal; mais celui-ci, imperforé, se laissait seulement déprimer, et l'illusion était complète par la saillie des fesses entre lesquelles le cône de savon disparaissait.

Pendant les deux premiers jours, l'enfant prit le sein, mais il était agité et criait continuellement. Le troisième jour, les vomissements commencèrent et l'enfant refusa toute nourriture.

Ce ne fut néanmoins que le cinquième jour que je vis l'enfant. Il était très amaigri, la face grippée, le ventre douloureux et très volumineux. La moindre pression faisait redoubler les cris qui étaient presque continuels. Les vomissements étaient fréquents, verdâtres. Les urines étaient claires, normales, sans mélange d'aucune matière.

L'enfant était bien conformé, et l'anus, à un examen superficiel, paraissait normal. Mais en laissant écarter les fesses on apercevait une membrane l'oblitérant complètement. Un stylet introduit dans l'anus était arrêté immédiatement, et en pressant on déprimait la membrane en cul-de-sac.

En explorant toute la région avec le doigt, il était impossible de sentir profondément aucune saillie, aucune tumeur, et cela même en exerçant une légère pression sur l'abdomen.

Malgré l'état de faiblesse de l'enfant, une intervention s'imposait, et en présence de ces faits j'eus recours immédiatement à l'opération sans la faire précéder d'aucune ponction exploratrice, toujours aveugle et bien souvent négative, malgré l'accolement du bout inférieur du rectum à l'anus.

L'enfant fut placé sur le dos, les jambes relevées et fléchies et maintenues dans la position de la taille périnéale, les fesses étant très écartées.

Je fis tout d'abord une incision demi-circulaire contournant la moitié postérieure du sphincter, tout en le respectant. Le lambeau étant relevé en haut et en avant, je cherchai à voir et à reconnaître au moyen du stylet si le rectum était adhérent à l'anus et réuni à lui par un cordon fibreux. Ne trouvant rien, je pratiquai une nouvelle incision partant du milieu de la première et se dirigeant directement en arrière sur le coccyx. Les deux lambeaux étant maintenus écartés, j'allai à la recherche du bout inférieur du rectum. Malgré les recherches les plus minutieuses, il fut impossible de trouver la moindre ampoule marquant l'extrémité inférieure du gros intestin.

Le rectum absent, devais-je me décider à pratiquer un anus contre nature selon la méthode de Littre ou de Callisen, ainsi que les auteurs le recommandent ?

La faiblesse de l'enfant me détermina à ne pas produire de nouveau traumatisme et à profiter de la plaie déjà faite. Après un lavage antiseptique de toute la plaie, un aide soutient le ventre en exerçant une légère compression.

Je profitai alors d'un cri de l'enfant qui abaissa la masse intestinale, pour saisir une anse de l'intestin et l'attirer en bas.

Je détruisis à ce moment le diaphragme anal ; je fis passer l'anus par l'orifice et le suturai à la peau. Puis, après avoir réuni les bords de la plaie et laissé un drain en arrière, l'intestin fut ouvert. Il s'écoula une abondante quantité de matières et le pansement fut mis en place.

L'enfant fut plus calme, il cessa de crier et prit même le sein.

Dans la soirée et la nuit, les vomissements cessèrent et il y eut encore plusieurs selles, mais malgré les soins l'enfant mourut après trente-six heures.

L'autopsie n'a pas été faite.

# CHAPITRE II

## LES NOUVELLES MÉTHODES

### MÉTHODE COMBINÉE DE LA PÉRINÉOTOMIE ET DE LA LAPAROTOMIE

L'opération d'Amussat pratiquée, il peut arriver que, malgré les recherches les plus minutieuses, on ne parvienne pas à trouver le rectum.

Le chirurgien Neil Macleod (de Shanghaï) fut le premier, en 1880, qui conseilla dans ce cas-là de faire immédiatement une laparotomie ; de perforer de haut en bas le cul-de-sac péritonéal et d'introduire dans cette perforation l'extrémité de l'intestin que l'on attire ensuite au périnée et que l'on y suture.

« Quand on fait l'opération ano-périnéale, dit-il, sans trouver l'intestin, pratiquer sur la ligne blanche, au-dessous de l'ombilic, une incision de longueur convenable. Introduire l'index gauche dans la cavité abdominale, examiner le côlon descendant et le rectum pour établir le siège et les rapports du cul-de-sac supérieur, puis passer le même doigt dans le bassin en bas sur la ligne médiane (derrière l'utérus chez la jeune fille, derrière la vessie chez le jeune garçon) et presser avec le bout du doigt sur le plancher pelvien. Inciser sur le bout du doigt comme guide, ouvrant ainsi la cavité péritonéale de bas en haut. Introduire l'index droit dans le périnée ; puis, guidé et aidé par le gauche, passer l'index droit autour de l'intestin et l'amener en bas à travers la plaie périnéale. Suturer la plaie abdominale et coudre l'intestin au périnée. Si le mésentère empêche le côlon de descendre, le diviser entre ligatures. »

La proposition de Macleod ne fut guère suivie.

Hadra (de Berlin) pratiqua la colostomie périnéale par laparotomie, en 1888.

Ce chirurgien opérait un enfant de vingt-quatre jours affecté d'*atresia ani vesicales*. Il ne pouvait atteindre l'intestin, bien qu'il eût poussé l'incision méthodique du périnée jusqu'à une profondeur de 5 ou 6 centimètres et qu'il eût essayé (à la Stromeyer) de perforer le péritoine pelvien de bas en haut avec le doigt ; le péritoine se laissait décoller, mais pas ouvrir. Il fit alors l'incision de l'abdomen comme pour une colostomie gauche, reconnut l'ampoule intestinale, perfora le péritoine pelvien de haut en bas avec une pince, puis attira l'ampoule préalablement libérée dans la plaie périnéale et l'y fixa à la manière ordinaire.

Au Congrès de chirurgie, en 1893, Paul Delagénière (de Tours) fut le premier qui formula le mieux l'opération nouvelle. Mais alors il ne pratiqua pas l'incision de la laparotomie sur la ligne médiane, mais assez haut dans la paroi iliaque gauche et parallèlement au pli de l'aine.

On peut ainsi, dans le cas d'impossibilité de terminer l'opération convenablement, faire un anus contre nature sans recourir à une nouvelle intervention.

Grâce aux opérations faites soit sur le cadavre, soit sur le vivant, Delagénière arrive aux conclusions suivantes, comme manuel opératoire, lorsque la périnéotomie a été pratiquée sans succès.

Inciser dans la fosse iliaque gauche et parallèlement au pli de l'aine, à un travers de doigt environ au-dessus de l'arcade crurale.

Refouler l'intestin dans le ventre au moyen d'une compresse. Grâce à un large écarteur qui soulève la lèvre supérieure de la plaie et maintient l'intestin, on perçoit facilement l'extrémité inférieure de l'intestin qui répond à l'articulation sacro-iliaque gauche.

Inciser largement sur son extrémité le péritoine qui le recouvre et cela pour le mobiliser. Par cette boutonnière faite au bistouri, introduire le doigt avec lequel on décolle toutes les adhérences qui entourent l'intestin en prenant garde aux vaisseaux qui l'abordent par sa partie postérieure.

Il faut dans cette libération préalable remonter le plus haut possible, car plus il y aura d'intestin mobilisé, plus il sera facile de le faire sortir par l'incision faite au péritoine et de l'attir en bas vers le plancher pelvien.

Saisir alors l'intestin avec des pinces et l'attirer le plus possible au dehors de la loge rétro-péritonéale qu'il occupait.

Retourner alors au périnée, agrandir l'incision le plus possible et inciser avec précaution jusqu'à la vessie. On peut, pour se donner du jour, réséquer le coccyx suivant le conseil de Verneuil. Quand on a trouvé la vessie, il ne faut pas l'abandonner, car elle servira de point de repère.

Faire exercer une pression énergique par l'aide pour attirer en bas l'extrémité inférieure du rectum libéré. Les pinces qui tiennent cet intestin refoulent devant elles la portion du péritoine qui tapisse le plancher pelvien, et l'on s'efforce de les faire engager dans l'extrémité profonde de la galerie qui vient d'être creusée du périnée vers l'abdomen.

Quand l'engagement est obtenu, saisir par l'incision périnéale le péritoine que refoule devant lui l'intestin abaissé. L'inciser avec précaution. Le rectum est alors mis à découvert ; on le saisit fortement avec des pinces introduites dans la boutonnière périnéale ; on fait enlever par l'aide les pinces mises sur lui au début de l'opération et, par des tractions continues exercées sur les pinces inférieures, on attire peu à peu le rectum en bas, jusqu'à ce qu'il dépasse légèrement l'incision cutanée du périnée. Il ne reste plus à ce moment qu'à fixer l'intestin dans sa nouvelle situation et à l'ouvrir.

L'intestin a une tendance à remonter, par suite de son élasticité, aussi les sutures doivent-elles être très solides.

Pour atteindre ce but, nous avons essayé, dit Delagénière, de renforcer les sutures en multipliant les plans.

Avant d'inciser l'intestin, on peut faire une sorte de surjet réunissant le périnée largement incisé à la portion évasée du rectum qui précède le cul-de-sac terminal. La béance du périnée sectionné facilite cette suture. Puis, toujours avant d'inciser l'intestin, on recoud la peau du périnée en avant et en arrière du cul-de-sac intestinal, de façon à rétrécir très notablement l'ancienne plaie et à ne laisser béante qu'une région pouvant avoir à peu près les dimensions de l'anus normal.

Ce premier temps terminé, on protège la plaie avec des compresses et l'on ouvre largement l'intestin. Il sort une grande quantité de gaz et de matières.

Quand l'écoulement s'est arrêté, on agrandit l'incision de l'intestin que l'on transforme en incision cruciale.

On rabat les lambeaux ainsi obtenus et on les suture solidement au périnée.

On suture ensuite la plaie faite à la paroi abdominale.

En 1896, Chalot (de Toulouse) eut un succès éclatant en employant à peu près le même procédé. Il diffère cependant de celui de Delagénière en ce que Chalot pratiqua non plus une incision parallèle à l'arcade crurale gauche, mais une incision courbe commençant à un doigt au-dessus de l'épine iliaque gauche du pubis et s'élevant jusqu'au niveau de l'ombilic, en

5

passant à un doigt en dedans de l'épine iliaque antéro-supérieure gauche.

« Quand on a trouvé l'extrémité de l'intestin, on la libère en sectionnant son méso entre ligatures, de façon à obtenir une longueur de 6 à 7 centimètres environ, quelquefois davantage, suivant le siège plus ou moins élevé de l'ampoule. Il est alors facile de tracer la voie du nouveau rectum. Il suffit de porter l'index droit de haut en bas, le long de la concavité du sacrum, et de perforer le cul-de-sac séreux qui sépare la cavité pelvienne du sommet de la plaie périnéale déjà faite. »

Chalot insiste sur la façon de faire la recherche de l'intestin par la voie périnéale. Pour lui, on ne doit pas s'obstiner à rechercher l'intestin par le périnée passé une certaine limite. Si l'œil, dit-il, si le bout de l'index droit glissé devant la partie inférieure du sacrum, si l'issue accidentelle de méconium, à une profondeur de 4 centimètres environ, ne révèlent pas la présence de l'ampoule rectale, je suis d'avis qu'on doit arrêter là sa recherche par le périnée sous peine de perdre du temps et du sang en maints tâtonnements. On doit alors ouvrir séance tenante l'abdomen.

Ainsi pratiquée l'opération de la colostomie combinée présente plusieurs avantages sur les procédés recherche à fond de l'ampoule rectale par la voie périnéale.

Elle supprime toutes les difficultés, incertitudes et impossibilités de cette dernière, elle mène rapidement et sûrement au but qui est la création d'un anus permanent en son siège normal.

Comme on le voit, les opérations de Delagénière et Chalot ont fait faire un grand pas au traitement de l'absence congénital du rectum. Il nous semble cependant que dans certains cas où l'on s'aperçoit un peu tard de la malformation, c'est beaucoup demander dans une même séance à un nouveau-né déjà très déprimé.

## Observation VIII

(Paul DELAGÉNIÈRE, *Archives provinciales de chirurgie*)

Absence complète de rectum. — Tentatives infructueuses par le périnée.
Anus périnéal artificiel par la laparotomie.— Guérison opératoire.— Décès ultérieur.

Enfant de deux jours apporté à l'hôpital de Trousseau, le 19 juillet 1891.

On avait essayé, mais en vain, d'atteindre le cul-de-sac intestinal en passant par le périnée ; après une tentative d'une heure où l'enfant perd beaucoup de sang, on renonce à trouver l'intestin.

OPÉRATION. — Le 21 juillet, comme l'enfant, bien que vomissant des matières, paraissait cependant vigoureux, nous l'opérons avec l'aide de notre collègue et ami, M. le docteur Civel (de Brest). On fait une incision exploratrice longue de 4 à 5 centimètres environ, et parallèle à l'arcade de Fallope gauche dont elle est distante de deux travers de doigt environ. Par cette incision, on se rend difficilement compte de la situation du cul-de-sac intestinal inférieur, en raison de l'extrême distension des anses intestinales.

Sur un doigt laissé dans le petit bassin et déprimant le plancher pelvien, on prolonge l'incision périnéale faite deux jours auparavant, et l'on arrive jusqu'au péritoine. L'incision abdominale est agrandie. Dès lors on peut se rendre un compte exact de la situation de l'intestin, dont le cul-de-sac terminal répond à l'articulation sacro-iliaque et est muni d'un pédicule long.

L'aide refoule alors fortement le cul-de-sac vers le plancher périnéal ; on le saisit avec deux pinces et on le ponctionne après l'avoir attiré à la peau. On introduit alors une sonde cannelée dans l'orifice de la ponction ; l'incision est agrandie, et on place de suite un drain dans le rectum.

Les matières sortent en grande abondance.

On suture alors les lèvres de l'incision à la peau environnante avivée. Le drain est maintenu dans le rectum par un crin de Florence.

Ceci fait, nous retournons à l'abdomen, et nous suturons la paroi ; drainage avec de la gaze salolée.

*Suites.* — L'opération a duré en tout une heure. L'enfant ayant peine à se réveiller du sommeil chloroformique, on lui fait deux piqûres d'éther ; puis, pour le remonter, on l'enveloppe complètement dans de l'ouate et on lui fait prendre d'heure en heure un peu de Todd. Les vomissements ont cessé aussitôt après l'opération, et le soir même, à sept heures, le petit malade a gardé tout ce qu'on lui a fait prendre et semble remonté.

Les jours suivants, l'état général s'améliore ; on peut enlever le drain placé dans le rectum; les matières continuent à sortir : on fait prendre du lait à l'enfant dont le poids augmente rapidement. Il semblait hors de danger, lorsqu'il succombe le neuvième jour, à une broncho-pneumonie que l'on peut vraisemblablement rattacher au milieu où il se trouvait placé. Il y avait en effet dans le pavillon une épidémie de rougeoles compliquées.

Autopsie. — A l'autopsie, les adhérences entre l'intestin attiré et bas, et le canal artificiel où on l'a placé, sont complètement établies, sans qu'il y ait pour cela diminution appréciable du calibre intestinal; il n'y a pas trace de péritonite.

La guérison était donc complète au point de vue opératoire.

Quant aux poumons, ils étaient le siège d'une congestion généralisée.

## Observation IX

### (Delagénière)

Absence complète du réctum. — Anus contre nature. — Mort

On amène à l'hôpital Trousseau, dans le courant de septembre 1891, un enfant de trois jours, né avec une imperforation de l'anus. Des tentatives, faites en ville, pour rétablir le cours des matières fécales, sont restées infructueuses. Comme dans le cas précédent, une incision est faite parallèlement au pli de l'aine. Les anses intestinales, très distendues par les gaz, sont refoulées en haut. On découvre le cul-de-sac intestinal, qu'il est impossible de mobiliser sans sectionner les vaisseaux très courts qui l'attachent au bassin. On se contente alors de faire un anus contre nature, et l'enfant meurt le troisième jour.

## Observation X

(H. Delagénière)

Absence complète du rectum. — Anus périnéal par la laparotomie. — Mort

Le 24 juin 1893, un enfant, atteint d'imperforation de l'anus, est adressé à mon frère par un de ses confrères, M. le docteur Roger.

L'anus a quelques plis radiés, mais ne présente pas le moindre cul-de-sac. L'enfant a de l'ictère ; le ventre est très distendu par des gaz. La circulation collatérale est très développée. Il n'a pris que de l'eau sucrée depuis sa naissance, et n'a pas vomi.

Opération. — La laparotomie est faite sur le côté gauche, parallèlement à l'arcade crurale. L'incision est de 3 centimètres environ. On explore la cavité abdominale avec le doigt. On trouve un pédicule soutenant le rectum très distendu jusque vers la fosse iliaque. On fait une incision périnéale de 6 centimètres de profondeur. Le rectum est isolé et abaissé jusqu'au périnée. On l'ouvre et on le fixe au périnée.

La suture de la paroi abdominale est difficile à cause du météorisme.

L'opération, faite sous le chloroforme, a duré environ trois quarts d'heure.

*Suites.* — L'enfant est emmené après l'opération par ses parents. Bien que remis du choc opératoire, il succombe, cinq jours après, à une diarrhée verte, que l'on peut vraisemblablement attribuer à l'emploi du biberon mal entretenu.

## Observation XI

(Chalot, *Bulletin de la Société de chirurgie*, 1896)

Anus normal. — Absence de rectum

Le lundi matin, 17 février 1896, sur les instances de M. le docteur Chamayou, chef de clinique infantile en notre Faculté, deux femmes portaient dans une salle d'opération une fillette âgée de six jours, Jeanne Lagoutte, dont la mère habite Toulouse même, rue Aragon, n⁰ 1. Cette enfant urinait normalement, mais elle n'avait pas rendu de méconium depuis sa naissance.

Quoique née à terme, elle ne pèse guère plus de 2 k. 500 gr. ; ses traits sont ridés, vieillots, ses yeux presque éteints, ses membres grêles et peu actifs, son cri faible et rare ; en un mot, elle présente tous les signes d'une athrepsie des plus prononcées. Quelques vomissements glaireux depuis deux jours. Ventre ovoïde, tendu, ballonné surtout dans la moitié supérieure. Vulve normale ; l'urine qui s'écoule par le méat est tout à fait claire, sans trace de méconium. A 1 centimètre et demi derrière la commissure postérieure de la vulve, l'anus est indiqué par un léger bourrelet circulaire et froncé, et, au centre de ce bourrelet, par un cul-de-sac conoïde, tapissé de peau, long de 1 centimètre et parfaitement clos à son sommet. Quand on touche ce bourrelet, il semble animé de petits mouvements de constriction qui décèleraient la présence d'un sphincter. Aucun bombement spécial au périnée pendant les cris ou efforts que peut faire l'enfant. Une sonde cannelée introduite dans le vagin m'apprend que ce canal est très long et surtout large ; mais elle ne ramène aucune trace de méconium, et, promenée le long de la paroi postérieure, elle n'indique aucun abouchement anormal, aucune saillie du rectum.

Le diagnostic d'imperforation du rectum s'impose et il faut opérer de suite. Mais, comme j'ignore la hauteur de l'imperforation et qu'une laparotomie peut devenir nécessaire, je fais pratiquer l'asepsie non seulement de toute la région périnéo-sacrée, mais aussi de la paroi abdominale. Anesthésie à l'éther.

1⁰ *Périnéotomie.* — L'enfant étant tenue en position sacro-dorsale, bassin relevé sur un petit coussin au bord de la table, je fais une incision médiane qui va de la fourchette jusqu'au sacrum en passant par le centre du cul-de-sac ; je mets à nu la face postérieure du coccyx en décollant les téguments à droite et à gauche. Puis, me guidant sur l'index gauche, qui est introduit dans le vagin jusqu'au col utérin et qui y manœuvre facilement vu sa grande ampleur, j'approfondis méthodiquement l'incision, toujours en même sens et surtout dans la concavité du sacrum ; le coccyx est dénudé, chemin faisant, sur les côtés et en avant, puis récliné en arrière. Arrivé un peu au-dessus du sommet de sacrum, au fond de l'entonnoir cruenté, je constate que le bout de mon index gauche n'est séparé du sacrum que par la paroi du forinx postérieur du vagin, et je ne trouve là, soit sous les efforts de l'enfant qu'on laisse se réveiller un peu, soit sous la pression manuelle de l'hypogastre, aucune saillie rénitente ou fluctuante qui indique la proximité de l'ampoule rectale. Devant ce résultat négatif, pour ne pas errer au hasard et pour avoir une solution rapide, nette, sûre, ainsi que j'en avais envisagé la nécessité éventuelle, je me décide à faire une laparotomie exploratrice, non pas médiane, mais oblique latérale, c'est-à-dire pouvant servir à deux fins suivant les données de l'exploration : à l'opération nouvelle ou à l'anus de Littre traditionnel.

2° *Laparotomie*. — La plaie périnéale ayant été bourrée de gaze iodoformée, les jambes étendues et le bassin maintenu sur le coussin comme pour avoir un petit plan incliné, je fais sur la partie inférieure gauche du bas-ventre une incision de 5 centimètres, qui commence à un doigt au-dessus de l'épine gauche du pubis et monte en ligne courbe jusqu'à 2 centimètres en dedans et au-dessus de l'épine iliaque antéro-supérieure du même côté; cette incision est rapidement approfondie jusqu'à dans la cavité péritonéale, et les vaisseaux épigastriques coupés, chemin faisant, entre deux pinces à forcipressure. Quelques anses d'intestin grêle, blanches, lisses, du volume du petit doigt, tendent à sortir par la plaie ; on les réduit et maintient facilement au moyen d'une compresse de gaze. En examinant la fosse iliaque, je trouve d'abord la trompe et l'ovaire gauche tout petits, derrière l'anneau inguinal interne ; puis, leur faisant suite du côté de la ligne médiane, et dépassant le bord supérieur de la symphyse pubienne, apparaît le corps grêle de l'utérus, parfaitement lisse et reconnaissable. Derrière les annexes gauches, dans la fosse iliaque gauche, sur le bord interne du psoas, je découvre sans peine une ampoule rougeâtre, molle, fluctuante, longue de 10 centimètres environ, pyriforme, dont la grosse extrémité, parfaitement lisse, mobile, tournée en bas et en avant dans l'insertion de la trompe gauche, a le volume d'un gros œuf de poule, et dont l'autre extrémité, parfaitement lisse, dirigée en haut et en arrière, parcourue sur sa face antérieure par une bandelette striée longitudinale blanche, rosée, sans appendice graisseux, a le volume d'abord du pouce, puis du médium, puis de l'index, et va se continuer nettement avec le côlon descendant.

Cette ampoule est arquée comme la partie moyenne (qu'elle repré-

sente d'ailleurs) d'une anse oméga normale et flotte en quelque sorte
sur un méso parfait qui affecte la forme d'un petit éventail ; le méso,
toutefois, n'existe pas sur la partie inférieure ou arrondie de l'ampoule, partie qui serait entièrement libre si son fond n'était rattaché
par un court cordon cellulo-vasculaire au flanc gauche de l'utérus en
arrière et au-dessous de la trompe. Entre l'utérus et le sacrum,
l'excavation pelvienne est libre, mais très peu spacieuse ; au fond,
le péritoine se réfléchit directement du sacrum sur le forinx postérieur du vagin, puis sur la face postérieure de l'utérus ; il est seul à
séparer l'excavation pelvienne d'avec le sommet de la plaie périnéale
déjà faite. On peut évaluer à 5 centimètres la distance qui sépare à
son tour ce cul-de-sac séreux (sacro-vaginal) d'avec l'ampoule colique.

Au lieu de me contenter d'un anus iliaque, je poursuis mon idée de
transplanter l'ampoule à la base de la plaie périnéale. Pour cela, je
commence par la mobiliser en coupant entre ligatures son point
d'attache juxta-utérin, puis une sorte de bride fibreuse, blanchâtre,
très tendue, grosse comme une plume d'oie, qui occupe le bord
inférieur libre du méso-côlon iliaque : la forme arquée de l'ampoule
disparaît aussitôt. Avec le bout de l'index droit, pendant qu'un aide
écarte fortement la lèvre droite de la plaie abdominale, en rasant la
face antérieure du sacrum, je perfore le cul-de-sac séreux sacro-
vaginal et, tout aussitôt, je vois apparaître mon doigt au sommet de
la plaie périnéale au devant du coccyx. Le chemin de l'ampoule étant
ainsi tracé, comme cette ampoule est trop grosse pour passer à
travers le plancher pelvien, je l'attire en dehors de l'abdomen et
l'évacue avec les précautions nécessaires d'un coup de ciseaux donné
à son fond : il s'écoule 150 grammes environ d'un méconium épais,
brun-verdâtre, très fétide. Je ferme la petite brèche par une ligature
de soie forte, dont les deux chefs sont conservés, et l'aseptise soi-
gneusement au moyen du thermo. J'engage les deux chefs de ladite
ligature dans le chas d'une aiguille Deschamps ; celle-ci, à son tour,
est conduite par la cavité pelvienne le long de la face antérieure du
sacrum jusque dans la trouée rétro-vaginale du cul-de-sac péritonéal,
puis dans la plaie périnéale, pendant que le bout de l'index gauche,
introduit de bas en haut dans cette dernière, sert à orienter l'aiguille
de Deschamps au devant du coccyx : manœuvre rapide et des plus
faciles. Je saisis en bas les chefs, retire l'aiguille de Deschamps, et,
tirant sur les fils, je fais descendre dans le nouveau trajet l'ampoule

colique, maintenant affaissée et devenue une sorte de bande. La partie du côlon ainsi mobilisée pour être le futur rectum est dépourvue inférieurement de méso, sur une longueur de 5 centimètres. Abandonnée à elle-même dans la plaie périnéale, elle n'a aucune tendance à remonter ; je suis même obligé de la faire rentrer quelque peu pour n'en pas laisser hors la plaie une saillie excessive.

Je ferme entièrement la plaie abdominale par trois étages de sutures, liant chemin faisant les bouts des vaisseaux épigastriques. Pansement iodoformé. Bandage de corps.

3° *Fermeture de la plaie périnéale et abouchement du côlon.* — Après avoir placé l'extrémité du côlon iliaque de telle sorte que son milieu corresponde exactement au milieu entre les deux moitiés de l'anus divisé, je la fixe à la peau des deux côtés par une série de points au crin de Florence. Je ferme derrière l'extrémité colique la partie de plaie périnéale qui se prolonge sur le dos du coccyx. Je ferme ensuite la partie de cette plaie qui s'étend de l'anus jusque dans l'entrée du vagin, reconstituant ainsi le périnée et la fourchette sur une hauteur d'un centimètre. Enfin, j'achève la fixation de l'intestin en avant et en arrière par quelques autres crins, et je supprime la ligature qui fermait jusqu'à présent son extrémité libre, afin de laisser ouvert le nouvel anus. Pansement.iodoformé que je maintiens par deux bandes croisées, épinglées en avant et en arrière au bandage de corps.

Durée des deux opérations ensemble, y compris les sutures : une heure seulement. Perte de sang : à peine 20 grammes. La quantité d'éther employée a été des plus minimes.

*Suites opératoires.* — Premier pansement le 20 février. Depuis l'opération, l'enfant a bien pris le sein ; elle a dormi ; un seul vomissement, le soir même de l'opération. Le pansement est trouvé souillé de matières fécales abondantes. Plaies en bon état. Le ventre n'est plus distendu. Pas de fièvre.

Autres pansements : le 24 février (levée des points de suture abdominaux) ; 27 février (levée des points ano-périnéaux) ; 1er mars, 4 mars, 7 mars, 11 mars (petit abcès sous-cutané d'élimination de soie, du côté de la cicatrice abdominale).

Aujourd'hui, 13 avril, mon opérée jouit d'une santé superbe ; elle est fraîche, potelée, très vivace. Cicatrice abdominale parfaite.

Etat général toujours meilleur, et, chaque fois, pansement abondamment souillé de fèces jaunes. L'anus laisse passer le bout du petit doigt sans donner encore une sensation bien appréciable de contraction et est entouré en ellipse par un bourrelet muqueux rouge vif ; il mesure 2 centimètres un tiers dans le sens sagittal et 1 centimètre à 1 centimètre un quart dans le sens transversal ; sa commissure postérieure est à un demi-centimètre au devant de la pointe du coccyx ; sa commissure antérieure à 8 millimètres en arrière de la fourchette.

Dans la suite, la continence des matières fut parfaite.

## MÉTHODE DE L'ANUS ILIAQUE

Cette méthode fut pratiquée autrefois quand la ponction n'avait pas réussi ou que la recherche périnéale avait été sans résultat.

A cette époque, l'antisepsie n'était pas connue et la crainte d'ouvrir le péritoine arrêtait les chirurgiens dans leurs recherches. C'est ce qui explique la facilité avec laquelle les opérateurs se décidaient à pratiquer l'anus artificiel par la méthode de Littre ou de Callisen.

La création d'un anus artificiel par la méthode de Callisen doit être formellement rejetée aujourd'hui. Ce procédé était surtout employé autrefois pour éviter le péritoine. Il présente des inconvénients, en particulier la hernie du rein qui peut se produire par la plaie lombaire.

Aujourd'hui, l'anus artificiel de Littre est indiqué lorsque le chirurgien est dans l'impossibilité de faire autre chose du fait de la transformation ou que l'enfant n'est pas en état de supporter cette double opération de la périnéotomie et de la laparotomie combinées.

L'anus iliaque doit être, avant tout, maintenant, une opération d'attente permettant plus tard une nouvelle intervention. Il y a, en effet, des inconvénients graves, entre autres la hernie de l'intestin et l'incontinence des matières.

M. le professeur Brault, en 1896, créa un anus iliaque consécutif à une périnéotomie postérieure.

L'opération fut faite pour ménager les forces de l'enfant qui périclitaient. L'enfant, remise de la première intervention, fut opérée de nouveau, cette fois avec succès, grâce au cathétérisme rétrograde qui permit de fixer l'ampoule rectale au périnée.

M. Brault introduisit une sonde Béniqué de petit calibre par l'anus ventral et s'assura ainsi de la situation exacte du cul-de-sac intestinal. Il put alors fixer facilement l'intestin aux lèvres profondes de la plaie périnéale.

C'était la première fois qu'on songeait, du moins délibérément (1), à employer en pareil cas le cathétérisme rétrograde qui fut d'un si grand secours.

Quelques mois plus tard, Kirmisson, dans un cas d'imperforation du rectum où l'anus iliaque avait été créé, pratiqua la même opération. Au moyen d'une sonde en gomme introduite par l'anus ventral, il put se rendre compte de la situation de l'intestin et rétablit ainsi le cours normal des matières fécales.

Aussi nous ne saurions trop insister sur ce procédé qui permet à l'enfant de reprendre quelques forces, en attendant une nouvelle intervention, cette fois définitive, permettant d'arriver presque à coup sûr à un résultat satisfaisant.

---

(1) En effet, Lannelongue, en explorant un enfant atteint d'imperforation rectale et porteur d'un anus iliaque, sentit tout à coup sa sonde s'enfoncer dans le petit bassin ; il remplaça la sonde par un trocart courbe et parvint à aboucher la portion terminale de l'intestin à l'infundibulum anal (*Bull. Soc. chir.*, 1884).

## Observation XII

( Brault, *Gazette des hôpitaux*, 1897 )

Anus normal. — Absence de rectum. — Périnéotomie postérieure.
Anus iliaque, puis anus sacré. — Mort.

Georgette M ..., née le 31 janvier 1897.

Enfant chétive, mais bien conformée.

Deux jours après sa naissance, les parents demandent la consultation d'un médecin. La petite fille n'a pas eu de selle. Notre confrère fait le diagnostic d'imperforation rectale et l'envoie à la clinique des enfants, le 3 février.

C'est là que nous la trouvons à notre arrivée.

Enfant épuisée. Le tégument et les conjonctives présentent une teinte subictérique, le ventre est très ballonné, surdistendu. Les anses intestinales se dessinent nettement sous la paroi.

L'anus paraît bien conformé, c'est ce qui fait la surprise de la sage-femme et des parents.

L'invagination s'arrête environ à 5 ou 6 millimètres de profondeur. Si on tâte le terrain à ce niveau, on ne sent rien comme ampoule, bien que le « dé » qui coiffe l'anus soit des plus dépressibles.

Précautions prises, j'incise largement depuis l'anus jusqu'au delà du coccyx, je ne trouve absolument rien encore, rien ne bombe dans la profondeur au delà du sacrum, le fameux fil conducteur n'existe pas.

La petite fille est presque mourante, j'avise les parents de la deconvenue qui m'arrive, je me décide avec leur consentement, difficilement arraché, à pratiquer un anus contre nature à gauche, au lieu d'élection.

Pendant trois semaines, l'anus artificiel fonctionne bien. J'avais pratiqué la fixation de l'S iliaque par le procédé recommandé par M. Chaput, en évitant toute couture de l'intestin.

La mère ayant, sur le conseil de la sage-femme, fait « passer » son lait, nous dûmes alimenter l'enfant au biberon.

Je fus en butte aux sollicitations des parents, du père surtout ; on ne voulait pas d'un enfant infirme, on réclamait de nouvelles recherches. Au bout de trois semaines, j'eus le tort de céder.

L'enfant avait repris de la mine, malgré son alimentation défectueuse. Je fis une nouvelle incision postérieure, mais cette fois je sacrifiai tout le tiers inférieur du sacrum à gauche, comme dans un kraske.

Ce n'est que très haut que je trouvai, en fin de compte, le cul-de-sac terminal de l'intestin.

Par une plaie ano-sacrée, j'avais sous les yeux un long boudin rougeâtre, formé par le vagin et continué par l'utérus à la partie supérieure.

Tout en haut et derrière, l'intestin finissait en bec de sifflet.

Je l'attaquai à sa pointe extrême, une sonde Béniqué de petit calibre introduite par l'anus ventral m'assurait que j'étais bien en face du cul-de-sac intestinal. Je fixai l'intestin aux lèvres profondes de la plaie, ouverture et suture de la muqueuse à la peau. Le cul-de-sac intestinal était très haut et affleurait seulement la partie moyenne du sacrum, malgré cela nous n'avions pas rencontré en arrière les couches indiquées par M. Commandeur : plan fibreux et péritoine.

Les choses allèrent au mieux tout d'abord ; pas de fièvre, pas d'infection ; quelques points superficiels constamment baignés par les matières fécales, coupent les tissus en plusieurs points. L'anus iliaque s'oblitère progressivement.

J'avais projeté de remonter plus tard l'anus périnéal qui paraissait bien doublé d'un sphincter à la hauteur de l'anus sacré.

L'enfant succombait athrepsique le onzième jour après la seconde intervention, pas d'infection locale, l'anus iliaque était totalement fermé depuis la veille.

### Observation XIII

(De Kirmisson, Thèse de Butaud, 1900)

Imperforation du rectum avec intégrité de l'anus. — Anus contre nature sur l'S iliaque. — Opération d'Amussat. — Cure de l'anus iliaque. — Mort.

Le vendredi 31 décembre 1897, je vois pour la première fois un petit garçon de six mois, qui m'était adressé par un confrère de province.

Cet enfant est né le 11 juillet 1897, de parents sains et bien conformés, qui possèdent une petite fille de cinq ans, bien conformée également. Cet enfant est fort et vigoureux, au moment même de la naissance on n'avait reconnu chez lui aucune malformation ; la région anale présentait l'apparence normale, au point même que la sage-femme, s'apercevant que l'enfant n'avait pas sali de langes, voulut lui donner un lavement, mais le liquide ne pénétrait pas : l'anus se terminait en cul-de-sac à 2 centimètres environ au-dessus de son orifice externe.

On appela un médecin qui, sans chercher le rectum par le périnée, pratiqua un anus artificiel dans la fosse iliaque gauche.

Le vendredi 31 décembre, j'examinai l'enfant, le prolapsus de la muqueuse par l'anus artificiel est peu considérable. Les deux orifices conduisant dans le bout supérieur et dans le bout inférieur sont nettement visibles et leur disposition est la suivante : le bout inférieur est en haut, le supérieur est en bas, en un mot les deux bouts de l'intestin sont tordus l'un sur l'autre.

L'index de ma main gauche déprimant fortement la région anale, j'introduis une sonde dans le bout inférieur de l'intestin, à une profondeur de 4 centimètres environ, et j'arrive à sentir l'extrémité de la sonde sur le doigt déprimant la région anale. Dans ces conditions, il est certain qu'on pourra trouver le bout inférieur de l'intestin dans le périnée.

L'opération est faite le 2 janvier 1898 : l'enfant endormi est placé dans la position de la taille, je fais sur la ligne médiane du périnée une incision antéro-postérieure de 4 à 5 centimètres, dépassant en avant et en arrière les limites de l'anus normal.

En écartant les lèvres de l'incision, on arrive aisément à sentir sur le doigt l'extrémité de la sonde introduite dans le bout inférieur. Se guidant sur l'extrémité de cette sonde, on sectionne couche par couche et l'on arrive à découvrir le cul-de-sac terminal de l'intestin ; on l'isole aussi complètement que possible de ses connexions avec les parties voisines et, passant dans son extrémité libre deux anses de fil, on l'abaisse de deux centimètres environ, il vient alors affleurer à la pointe du coccyx ; le cul-de-sac péritonéal n'est pas ouvert, on fixe alors l'intestin au moyen de huit points de suture à la soie ; après quoi, poussant fortement la sonde de haut en bas, on la fait saillir au périnée et l'on ouvre le cul-de-sac intestinal. L'incision est rétrécie à la partie antérieure à l'aide de deux points de suture portant sur le raphé périnéal. La sonde introduite dans le bout inférieur a pris une direction tout à fait verticale, parallèle à la ligne médiane du corps. Pansement à la pommade boriquée.

Mardi, 2 janvier. — Des gaz et des matières font issue par la plaie périnéale. C'étaient là des matières accumulées dans le cul-de-sac terminal : depuis lors rien n'est passé par l'anus. Les fils de suture ont coupé la peau. L'orifice anal ayant tendance à se rétrécir, j'ai pratiqué la dilatation graduelle avec des sondes métalliques passées d'abord de haut en bas, de l'anus iliaque vers le périnée, puis de bas en haut à travers l'orifice anal. L'enfant, sur ces entrefaites, ayant eu la grippe, l'occlusion de l'anus iliaque a été remise au lundi 21 février.

Ce jour-là, 21 février, l'enfant étant endormi par le chloroforme, je détache l'intestin de ses adhérences à la peau, puis je libère de chaque côté par une incision horizontale.

On s'occupe alors de disséquer la muqueuse qui constitue un gros bourrelet en forme de champignon, après quoi je pratique au fil de soie fin par trois plans : 1° un plan sur la face externe de la muqueuse (comme elle est encore exubérante, on l'excise sur place), un plan séro-séreux ; 2° un plan musculaire, un troisième cutané.

L'enfant succombe à une maladie intercurrente avant que la cure de l'anus iliaque soit effectuée.

## Observation XIV

(Kirmisson, *Bulletin de la Société de chirurgie*, 1898)

Imperforation du rectum. — Anus normal. — Opération de Littre. — Hernie de l'intestin au dehors. — Rectum attiré et suturé au niveau de l'orifice anal. — Cure de l'anus artificiel. — Guérison.

. L'enfant qui fait le sujet de notre observation naquit le 21 mars 1898. Il fut examiné par une sage-femme et parut bien conformé. Le 23, l'enfant ayant refusé de téter, ayant vomi du lait, sa mère, de nouveau, fit appeler la sage-femme, qui ordonna du sirop de chicorée. Les vomissements redoublèrent. Un lavement fut alors donné : « Le liquide sortait à mesure qu'il pénétrait » ; la sage-femme conseilla de porter l'enfant dans un hôpital (renseignements fournis par la mère de l'enfant le 25 mars).

Enfant âgé de quatre jours, atteint d'imperforation du rectum, anus bien conformé. On sent, avec le petit doigt, un infundibulum qui admet à peu près 2 centimètres de sonde cannelée. On débride en arrière et en haut au bistouri.

On introduit le doigt qui paraît arrêté à peu près à 3 centimètres de l'orifice, on pense avoir pénétré dans le tissu cellulaire et fait fausse route. On ne sent nulle part le cul-de-sac distendu. Anus iliaque. (Notes prises sur le cahier de garde, dictées par le chirurgien.)

1er avril (Observation de M. KIRMISSON). — L'enfant nous est présenté de nouveau avec un prolapsus intestinal mesurant 8 à 10 centi° mètres. On cherche à se rendre compte de la situation réciproque des bouts supérieur et inférieur, mais il est impossible de faire pénétrer une sonde à quelque profondeur. On réduit le prolapsus, on cherche à pénétrer dans l'intestin à l'aide du petit doigt. L'enfant fait de violents efforts, plusieurs anses d'intestin grêle et iliaque font saillie au dehors.

Dans ces conditions, l'enfant est immédiatement endormi, une sonde introduite dans l'orifice intestinal démontre que le prolapsus s'est fait aux dépens du bout inférieur ; une sonde cannelée, introduite aussi loin que possible, se sent aisément au périnée ; dans ces conditions, l'orifice anal est débridé en arrière jusqu'au coccyx, on voit la sonde coiffée de l'intestin qui fait saillie dans la plaie, rien n'est plus facile que de passer des fils à travers la paroi de l'intestin et de la fixer dans la plaie périnéale : ceci fait et l'intestin réduit au préalable, on se met en devoir de former l'anus contre nature. Pour ce faire, l'intestin ayant été attiré et maintenu au dehors par des pinces hémostatiques, on fait sur le pourtour de l'ouverture intestinale deux plans de suture à la soie phéniquée fine, un premier plan portant sur les bords de l'orifice, un second plan de suture séro-séreuse ; un peu de sang s'étant épanché dans la cavité abdominale, il est étanché avec de petits tampons ; suture du péritoine, de la paroi musculaire à la soie, de la peau aux crins de Florence. Pansement à la vaseline boriquée.

23 avril. — Les fils de la plaie anale sont enlevés.

Le 1er juin, l'enfant revu est complètement guéri et en bon état.

Le 28 décembre 1898, l'enfant est présenté de nouveau, la guérison est parfaite, l'état général de l'enfant est excellent.

Le 22 février 1900, ayant pu nous procurer l'adresse du petit opéré, nous sommes allé le voir. Nous l'avons trouvé en parfaite santé. L'anus est continent, il n'y a pas de rétrécissement, le résultat est donc parfait.

# CONCLUSIONS

En présence d'absence de rectum, l'on doit opérer de suite, toute perte de temps étant préjudiciable à l'enfant.

La voie périnéo-sacrée constitue le procédé de choix pour la recherche du bout inférieur.

Comme on ne sait pas d'une façon exacte où s'arrête la malformation, cette recherche doit être même poussée à la Verneuil (résection du coccyx).

En cas d'insuccès, comme le conseille Macléod et après lui Delagénière, on doit recourir à la laparotomie combinée à la périnéotomie.

Lorsque les forces de l'enfant périclitent et qu'il est urgent de terminer promptement l'opération, on doit préférer un anus iliaque d'attente à l'opération combinée. On permet ainsi à l'enfant de se remettre de la première intervention.

L'ouverture intestinale peut être d'un grand secours pour préciser les recherches lors d'une seconde opération, et cela grâce au cathétérisme rétrograde.

Cette intervention secondaire doit être séparée de la première d'un certain nombre de semaines, qui sera corrélatif à l'état présenté par le petit sujet.

L'enfant doit être nourri au sein.

Dans les cas où l'anus créé serait placé très haut (anus sacré), il faudrait par la suite faire une opération autoplastique, permettant de le rapprocher de la situation de l'anus normal et de profiter de ce dernier, pour avoir un anus plus continent.

# BIBLIOGRAPHIE

AMUSSAT. — Obs. in Bullet. général de thérapeutique, 1861.

BRAULT. — Obs. in Gazette des Hôpitaux, 1897.

BROCA. — Art. in Bullet. médical, 1893.

BUTAUD. — Thèse de Paris, 1900.

CALLISEN. — Imperforationes Ani. Systema chirurgica modernia, 1880.

CHALOT. — Obs. in Bullet. Société de chirurgie, 1896.

DELAGÉNIÈRE. — Archives provinciales de chirurgie, 1894.

LE DENTU et DELBET. — Traité de chirurgie, tome VIII, page 386.

DURAND. — Art. in Gazette des hôpitaux, 1894.

FOCHIER. — Obs. in Mercredi médical, 1894.

FORGET. — Obs. in Union médicale, 1850.

FORGUE. — Anomalies ano-rectales, in Traité des maladies de l'enfance.

FRŒLICH. — Art. in Gazette hebdomadaire, 1894.

GIRALDÈS. — Nouveau dictionnaire de médecine et de chirurgie pratiques. Art. : Malformation de l'anus, 1885.

GOSSELIN. — Obs. in Gazette des hôpitaux, 1850.

JEANNEL. — Revue de chirurgie, tome VIII, 1887.

JONDEAU. — Obs. in Revue des maladies de l'enfance, 1891.

KIRMISSON. — Obs. in Bullet. de la Société de chirurgie, 1898.

    — Traité des maladies d'origine congénitale, 1898.

LEISRINCK. — Obs. in Deutsche Zeitschrift für Chirurgie, 1872.

LEJARS. — Traité de chirurgie d'urgence, 1899.

LÉOTAUD. — Obs. in Bullet. de la Société anatomique, 1839.

Mocléod. — Art. in Britsh medical Journal, 1880.

Trélat. — Dict: encyclopédique des sciences médicales. Art. : Anus
tome V, 1867.

Verneuil. — Obs. in Bullet. de la Société de chirurgie, 1873.

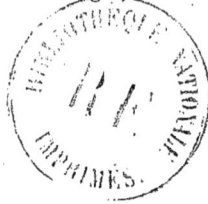

# SERMENT

En présence des Maîtres de cette École, de mes chers condisciples et devant l'effigie d'Hippocrate, je promets et je jure, au nom de l'Être suprême, d'être fidèle aux lois de l'honneur et de la probité dans l'exercice de la médecine. Je donnerai mes soins gratuits à l'indigent, et n'exigerai jamais un salaire au-dessus de mon travail. Admis dans l'intérieur des maisons, mes yeux ne verront pas ce qui s'y passe, ma langue taira les secrets qui me seront confiés, et mon état ne servira pas à corrompre les mœurs ni à favoriser le crime. Respectueux et reconnaissant envers mes Maîtres, je rendrai à leurs enfants l'instruction que j'ai reçue de leurs pères.

Que les hommes m'accordent leur estime, si je suis fidèle à mes promesses! Que je sois couvert d'opprobre et méprisé de mes confrères, si j'y manque!

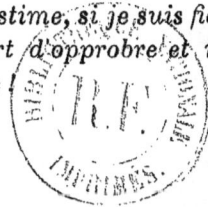

www.ingramcontent.com/pod-product-compliance
Lightning Source LLC
Chambersburg PA
CBHW032311210326
41520CB00047B/2844